R. Mary Suja
B. Christudhas Williams

Etnomedicinas de Puravilai Hills, Sul da Índia

R. Mary Suja
B. Christudhas Williams

Etnomedicinas de Puravilai Hills, Sul da Índia

ScienciaScripts

Imprint
Any brand names and product names mentioned in this book are subject to trademark, brand or patent protection and are trademarks or registered trademarks of their respective holders. The use of brand names, product names, common names, trade names, product descriptions etc. even without a particular marking in this work is in no way to be construed to mean that such names may be regarded as unrestricted in respect of trademark and brand protection legislation and could thus be used by anyone.

Cover image: www.ingimage.com

This book is a translation from the original published under ISBN 978-3-659-77639-7.

Publisher:
Sciencia Scripts
is a trademark of
Dodo Books Indian Ocean Ltd. and OmniScriptum S.R.L publishing group

120 High Road, East Finchley, London, N2 9ED, United Kingdom
Str. Armeneasca 28/1, office 1, Chisinau MD-2012, Republic of Moldova, Europe
Printed at: see last page
ISBN: 978-620-7-97239-5

AUTORES

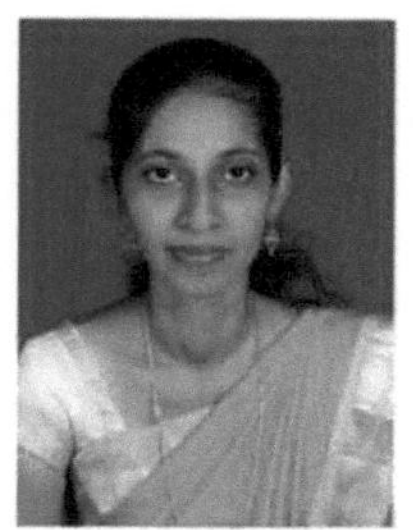

Dr. R. MARY SUJA M.Sc., M.Phil (MBT), DMO, PhD Diretor, William Research Centre, Nagercoil - 629 001 Tamil Nadu, Índia. **Foi diretora e professora assistente do Vysya Arts and Science College, Salem.** As suas **publicações de investigação** sobre medicamentos tradicionais Siddha, orquídeas selvagens, cultura de tecidos, medicamentos ayurvédicos, poluição do cimento e qualidade da água foram amplamente citadas por vários investigadores. Os seus trabalhos de investigação sobre os medicamentos tradicionais Siddha para o cancro da mama foram inspirados em todo o mundo. Foi convidada como **oradora na Conferência Internacional "Drug Formulation 2016 na "China"; oradora plenária e membro do Comité Organizador em "USA San Antonio "Precision Medicine 2016, Asia Drug Pharma 2017 em Singapura e Austrália. "Keynote Speaker and Chair Person"** ICHM Conference **Kottayam 2017** seu campo de interesse é a pesquisa em oncologia para disseminar seu Ancestral Siddha Medicine para o paciente que sofre. Recebeu **o prémio de apresentação do trabalho "Avaliação dos medicamentos tradicionais Siddha para o cancro da mama"** DBT e a Conferência Nacional patrocinada pelo ICMR realizada no **Dr. N.G.P Arts and Science College, Coimbatore,** em associação com a Associação Indiana de Microbiologistas Aplicados, 2016.

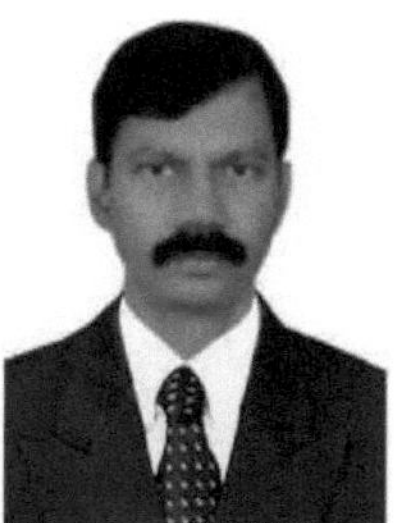

O Dr. B. CHRISTUDHAS WILLIAMS M.Sc., M.Phil, PhD trabalha atualmente como **Professor Assistente no Scott Christian College (Autónomo), Nagercoil -** 629 003 Tamil Nadu, Índia. Produziu 7 bolseiros de doutoramento. Foi o **investigador principal** de um projeto de investigação financiado pela UGC intitulado **"Exploração e reintrodução de orquídeas ameaçadas de extinção no santuário de vida selvagem de Kanyakumari, Tamil Nadu".** As suas publicações de investigação sobre Medicamentos Tradicionais Siddha, Orquídeas Selvagens, Cultura de Tecidos,

Medicamentos Ayurvédicos, Poluição do Cimento e Qualidade da Água foram amplamente citadas por vários investigadores. Os trabalhos de investigação sobre os Medicamentos Tradicionais Siddha para o Cancro da Mama foram inspirados em todo o mundo. Foi convidado como **"Orador Plenário" na Conferência Internacional "USA San Antonio "Precision Medicine 2016 e Asia Drug Pharma 2017 na Austrália.**

DEDICADO A DEUS TODO-PODEROSO E AOS MEMBROS AMADOS DA FAMÍLIA

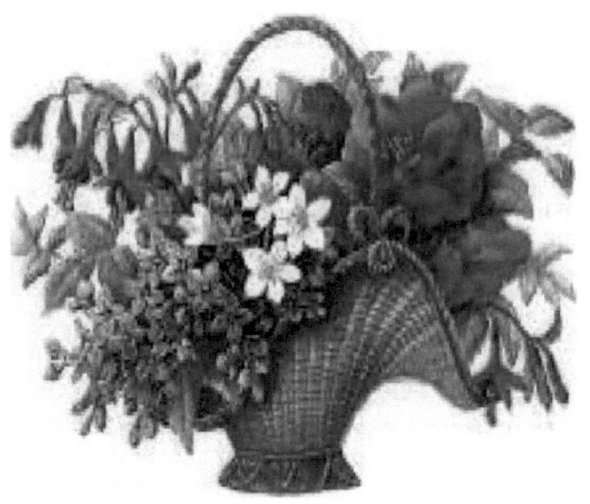

PREFÁCIO

O esforço abrange a informação baseada em dados sobre as plantas utilizadas pela comunidade tribal que habita em Puravilai Hills, a reserva florestal do distrito de Kanyakumari. A utilização terapêutica das plantas realça a arte de curar da tribo Kani, menciona as interessantes crenças étnicas misteriosas, sobre a utilização e as propriedades curativas da preparação e o modo de aplicação. A abordagem etnobotânica realça a tradição peculiar; um atributo importante do sistema médico dos Kani é o facto de transmitirem algumas instruções que devem ser rigorosamente seguidas pelo doente durante o período de tratamento. Estas precauções e instruções estão principalmente relacionadas com a inclusão de determinados alimentos na dieta do doente. Assim, estas precauções e a dietética também foram incluídas como uma parte significativa na documentação. As espécies de plantas foram enumeradas por ordem alfabética através dos nomes botânicos seguidos das famílias, nomes tribais ou populares, uma breve descrição botânica com caracteres significativos, floração e frutificação e nativo.

Dr. R. MARY SUJA

ÍNDICE DE CONTEÚDOS:

CAPÍTULO 1

1. ETHNOBOTANY

A "Etnobotânica" é definida como o estudo da relação entre as pessoas e as plantas e refere-se mais frequentemente à "utilização de plantas pelos povos aborígenes". O termo Etnobotânica foi sugerido pela primeira vez por John Harshberger em 1896 para delimitar um domínio específico da botânica. As principais áreas de preocupação de um etnobotânico são o papel desempenhado pelas plantas como alimento, estimulantes e, talvez o mais importante, como reservatórios medicinais inexplorados. Embora este campo de estudo seja uma das práticas mais antigas da história da humanidade, recentemente este campo de estudo foi referido como uma nova disciplina científica denominada "Etnomedicina", que se centra principalmente nas vastas aplicações de plantas medicinais prescritas por diferentes comunidades étnicas.

Investigações etnobotânicas revelaram que as tribos indianas têm conhecimentos específicos sobre a utilização de 10 000 espécies de plantas selvagens, incluindo 8000 espécies medicinais, 4000 espécies comestíveis, 750 espécies para necessidades materiais e culturais, 600 espécies para fibras e cordas, 80 espécies ornamentais, 500 espécies forrageiras, 325 espécies como piscicidas e pesticidas, 300 espécies para goma, resinas, corantes e cerca de 100 espécies para incenso e perfumes.

1.1 Tribos da Índia

As tribos da Índia são constituídas por mais de 53 milhões de pessoas pertencentes a 550 comunidades, 227 grupos étnicos e 87 distritos tribais que cobrem 33,6 por cento da área terrestre e 37 por cento da cobertura florestal do país é utilizada como casa dos distritos. As comunidades indígenas da Índia são os habitantes originais da região natural e têm mantido uma continuidade histórica com as sociedades pré-industriais, seguindo padrões de vida tradicionais. As tribos estão espalhadas por todo o país e constituem cerca de 8,8% da população total, com algumas excepções, a maioria das quais são habitantes da floresta. Cada grupo étnico tem a sua própria tradição e cultura no que respeita à sua alimentação e estilo de vida. As tribos Jarawa e Sentinelese de Andaman, Nagas, Kashis, Garos, Bhotiyas, Tharus, Rajees, Buxas e Jaunsarees da região dos Himalaias, Paliyar, Godhra, Kurichya e *Kanis* da região de Western Ghat são algumas das tribos indianas que têm merecido maior atenção científica devido às suas práticas culturais distintas e às peculiaridades antropológicas.

As tribos conhecem bem as plantas para identificar as plantas medicinais com base na época de floração e frutificação, forma, sabor, aroma e aplicações. As principais comunidades tribais em Tamil Nadu são Malayali, Kurumbas, Kanikkar, Kammara, Kota e Toda. Os Malayali foram notificados nos distritos de Dharmapuri, Vellore, Tiruvannamalai, Pudukkottai, Salem, Namakkal, Villupuram, Cuddalore, Tiruchirappalli, Karur e Perambalur, os Kurumbas no distrito de Nilgiri, os

Kanikkar no distrito de Kanyakumari e o Taluk de Shencottah no distrito de Tirunelveli. Kammara, Kota e Toda foram notificados em todo o Estado, exceto no distrito de Kanyakumari e no Shencottah Taluk do distrito de Tirunelveli. Na parte sul, *os Kanis* são o grupo étnico dominante. O povo tribal é conhecido pela sua rica tradição de cura e outras actividades culturais.

1.2 Tribos Kani

As tribos Kani são uma comunidade tradicionalmente nómada que vive principalmente nas florestas das colinas Agasthyamalai dos Ghats Ocidentais do distrito de Kanyakumari, Shencottah Taluk do distrito de Tirunelveli e do distrito de Thiruvananthapuram de Kerala. A ocupação tradicional dos Kanis inclui artesanato como o fabrico de cestos, tapetes e trabalhos em cana. A estrutura tradicional da comunidade era uma unidade altamente coordenada sob o controlo de um chefe tribal, designado por *"Moottukani"*. Tradicionalmente, o *"Moottukani"* partilhava os papéis de legislador, protetor e dispensador de justiça, médico e sacerdote. Entre os Kanis, os médicos tribais são conhecidos por *"Plathi"*. Curam as doenças através da sua arte tradicional de cura que inclui a administração de vários medicamentos ou algumas curas mágico-religiosas como manthras e rituais. Atualmente, os *kanis* vivem em várias aldeias tribais, cada uma composta por 10 a 20 famílias dispersas nas zonas florestais e em torno delas, não constituindo uma unidade coesa, embora partilhem certas caraterísticas e práticas comuns. Os Kanis que vivem perto da natureza adquiriram um conhecimento único sobre a utilização dos recursos, particularmente os recursos biológicos que os rodeiam.

1.3 Medicamentos modernos desenvolvidos a partir da medicina herbal Kani

O aumento da procura de novos medicamentos baseados em produtos naturais aumentou o interesse pela investigação dos recursos naturais e da informação tradicional das comunidades locais. Muitos anticancerígenos, hepatoprotectores, antioxidantes e antibióticos foram isolados de plantas medicinais utilizadas pelos Kanis. O medicamento patenteado para a hepatite, obtido a partir da planta *Phyllanthus amarus*, baseia-se nos conhecimentos das tribos Kani. Com base na informação etnomédica da tribo Kani de Kerala, os cientistas da TBGRI investigaram uma planta selvagem menos conhecida, *Trichospus zeylanicus* var. *travancoricus*, e desenvolveram um medicamento à base de plantas cientificamente validado e normalizado, anti-fadiga e imuno-reforçador, o *Jeevani*. Após uma avaliação clínica bem sucedida, este medicamento à base de plantas foi patenteado e a tecnologia para a sua produção comercial foi transferida para uma empresa farmacêutica. Foi desenvolvido um medicamento antidiabético a partir de uma planta, ' *Chakkarakkolli' (Gymnema sylvestre)* aconselhada pelos médicos Kani para curar a diabetes e Amrithapala *(Janakia arayalpathra)* é um medicamento anticanceroso comum prescrito pelos Kanis a partir do qual foi desenvolvido um medicamento anticanceroso moderno.

CAPÍTULO 2

2. DESCRIÇÃO DAS PLANTAS E DAS DOENÇAS CURADAS PELAS TRIBOS KANI

2.1 *Achyranthes aspera* L.

Família: Amaranthaceae

Nome da tribo: Kadaladi

Parte utilizada: Raiz e sementes

Utilizações: Doenças urinárias, hemorróidas, doenças intestinais

Descrição: Uma erva erecta que atinge entre três e cinco metros de altura. As folhas são simples, tomentosas e atingem quatro polegadas de comprimento e três polegadas de largura. A inflorescência é uma espiga que atinge 9 a 12 polegadas. As asas das bractéolas são largas e os estaminódios são truncados com ou sem apêndices. As anteras são bicelulares. Ovário oblongo e unicelular. A flor apresenta um estigma capitado com um estilo filiforme. O fruto é um utrículo oblongo.

Altitude - 130m

Floração e frutificação: Durante todo o ano

Nativo: Índia, Sri Lanka

Preparação e modo de aplicação

(1) As sementes secas são transformadas em pó e misturadas com açúcar mascavado, sendo administradas durante três meses para curar as hemorróidas.

(2) A pasta de raízes secas, preparada com mel, é consumida regularmente com o estômago vazio e é prescrita para curar doenças urinárias

(3) As folhas frescas são moídas juntamente com curcuma e são utilizadas para o tratamento de doenças intestinais e são prescritas durante 10 dias, duas vezes por dia, imediatamente antes das refeições.

Dietética e precauções

(1) Evitar a carne aromatizada com especiarias, malagueta e pimenta da dieta. Evite estritamente as bebidas para a pilosidade.

(2) Beber muita água e evitar alimentos ácidos durante o tratamento de doenças intestinais.

l.lAdhatoda vasica Nees.

Família: Acanthaceae

Nome da tribo: Adathoda, adalodakam

Parte utilizada: Raiz e folhas

Utilizações: Icterícia, Asma, Tosse, Febre

Descrição: Arbusto denso com um odor fétido, os ramos são cinzentos e pubescentes. As flores são brancas na garganta, barradas de vermelho ou amarelo. O tubo da corola é curto. Encontram-se geralmente dois estames. O ovário tem duas células e dois óvulos em cada célula. O estilo do ovário é filiforme e o estigma é inteiro. O fruto é uma cápsula. Altitude-135m **Floração e frutificação:** outubro - julho **Endémica:** Índia

Preparação e modo de aplicação

(1) A decocção da raiz com mel é prescrita com o estômago vazio duas vezes por dia durante sete dias para curar a iterícia.

(2) As folhas frescas são secas e pulverizadas e, em seguida, misturadas com igual volume de açúcar, são utilizadas para curar a asma e a tosse.

(3) Um punhado de folhas secas e pimenta preta (5g) em pó e uma decocção em água são utilizados contra a febre.

Dietética e precauções

(1) É estritamente aconselhado evitar a curcuma e o sal da dieta. Alimentos gordos como peixe frito e preparações de coco devem ser evitados no caso de iterícia.

(2) Evitar água fria, coalhada, sumo de lima e sopa de arroz fermentado para a asma, tosse e febre.

Étnicos misteriosos acreditam

Os kanis dão pasta de raízes com cerca de 5 mg e pasta de sete pimentos longos a crianças com febre causada por um poder sobrenatural chamado *"Raponi*

2.3 *Alstonia scholaris* R.Br.

Família: Apocynaceae

Nome da tribo: Mukkanpalai

Parte utilizada: Casca, caule, látex

Utilizações: Aumentar a lactação, Malária, Feridas, Inchaços reumáticos

Descrição: Árvore perene de grande porte, com casca dura e de cor cinzenta escura. As folhas são sete, coriáceas e estão dispostas em roseta. A inflorescência é uma cimeira umbelada. As flores são mais pequenas, perfumadas e de cor branca esverdeada. Cada flor tem cinco sépalas, cinco pétalas e sete estames. O tubo do cálice é curto. A corola tem a forma de uma salva. Os estames encontram-se na parte superior do tubo; as anteras são agudas. Ovário com dois carpelos distintos e muitos óvulos em cada carpelo, estilo filiforme e estigma oblongo. Os frutos são dois mericarpos foliculares lineares e delgados. Altitude-147m

Floração e frutificação: junho - março

Nativo: Índia, Sri Lanka, China, Myanmar, Austrália, África

Preparação e modo de aplicação

(1) O caule em pó misturado com água é dado à mãe que está a amamentar para aumentar a lactação.

(2) Uma pasta de cascas de caule de cerca de 10 g com decocção de 9 pimentas pretas para curar inchaços reumáticos.

(3) Para tratar feridas sépticas, o látex da folha é aplicado ou pingado na ferida externamente duas vezes por dia durante alguns dias.

(4) Cerca de 10g de raiz da planta são moídos em leite de coco e o extrato suculento é filtrado e administrado para o tratamento da malária. Este é prescrito três vezes por dia durante 12 dias.

Dietética e precauções

Evitar o sal da alimentação diária durante o período de tratamento da malária.

2.4 *Alternanthera sessilis* L.

Família: Amaranthaceae

Nome da tribo: Keerapacha

Parte utilizada: Planta inteira, Folhas

Utilizações: Purificação do sangue, Doenças dos olhos, Aumentar a lactação

Descrição: É uma planta herbácea com sistema radicular axial. Os caules são prostrados, raramente ascendentes e frequentemente enraizados nos nós. As folhas estão dispostas de forma oposta. As folhas são obovadas a amplamente elípticas e, ocasionalmente, lanceoladas lineares. Flores em espigas sésseis, brácteas e bractéolas de cor branca brilhante. O perianto é calicíneo e é constituído por cinco segmentos. Sépalas iguais, com 2,5 - 3 mm de comprimento, as exteriores com 1 nervura ou indistintamente com 3 nervuras em direção à base. As anteras são unicelulares. A flor é constituída por um ovário ovoide com um óvulo solitário. Altitude-13 5m

Floração e frutificação: Durante todo o ano

Nativas: Índia, Sri Lanka, trópicos e subtrópicos

Preparação e modo de aplicação

(a) Os curandeiros Kani receitavam as folhas para uso regular como um vegetal e não como uma planta medicinal. É considerada útil para a purificação do sangue.

(b) O sumo da folha fresca é aplicado em gotas no tratamento de doenças oculares. A decocção da planta com pasta de gengibre seco é utilizada para curar a cegueira nocturna. Trata-se de um tratamento a longo prazo com a duração de 6 meses a 1 ano.

(c) O consumo regular de folhas como legume aumenta a produção de leite materno.

Étnicos misteriosos acreditam

O povo Kani acredita que, para que este medicamento seja mais eficaz, deve ser preparado apenas pela mãe.

2.5 *Anaphyllum beddomei* Engl.

Família: Araceae

Nome local: Keerikai

Partes úteis: Folha e rizoma

Uso medicinal: Contra o veneno de cobra

Utilizações: Dor de ouvidos, Picada de cobra

Descrição: Erva alta, as folhas maduras crescem até um metro de comprimento e são pinadas até quase à nervura média. O pecíolo e os pedúnculos também são longos com inflorescência em espádice. A flor é constituída por quatro estames e um ovário ovoide unicelular com um estilo espesso que produz bagas obovóides. Altitude - 210m

Floração e frutificação : julho - setembro

Nativo: Índia

Preparação e modo de aplicação

(a) Uma folha madura é aquecida durante algum tempo, após o qual se extrai o sumo. Este sumo extraído é aplicado diretamente no ouvido doloroso. Isto irá proporcionar um alívio rápido da dor de ouvido.

(b) O rizoma da planta é colado e misturado com água de cal (3:1) e é dado ao paciente como antídoto para o veneno de cobra. A preparação é administrada duas vezes por dia durante 3 dias.

Dietética e precauções

Os peixes gordos, o tabaco, o toddy e todas as outras bebidas devem ser evitados para a mordedura da serpente.

Étnicos misteriosos acreditam

Os kanis acreditam que a cobra não consegue chegar à zona onde a planta está a crescer. Os médicos kani acreditam que, em caso de mordedura de cobra, os hinos mágicos são mais importantes do que os medicamentos.

2.6 *Anaphyllum wightii* Schott.

Família: Araceae

Nome da tribo: Keerikizhangu

Parte utilizada: O rizoma é utilizado contra a mordedura de cobra

Descrição: As plantas são geralmente ervas altas. O caule é um rizoma subterrâneo rastejante. As folhas maduras crescem até dois metros de comprimento e são pinadas até quase à nervura média. O pecíolo e os pedúnculos também são longos. A inflorescência é uma espádice. A espata tem cerca de treze veias e cheira fortemente a carne pútrida. A flor é constituída por quatro estames e um ovário ovoide unicelular com um estilo espesso produz bagas obovóides. Altitude -190m

Floração e frutificação: Durante todo o ano

Endémica: Índia

Preparação e modo de aplicação

(1) O rizoma é transformado em pasta com leite e dado à vítima de mordedura de cobra e a pasta é

também aplicada externamente como antídoto para o veneno da cobra. Esta mesma receita é aconselhada a continuar três vezes por dia durante sete dias.

Dietética e precauções

(2) Durante o período de tratamento, o doente é aconselhado a evitar especiarias, bebidas e sal na sua dieta. Evitar rigorosamente o tamarindo e um tipo de malagueta *"Kanthari mulaku" (Capsicum miniata)* que é frequentemente consumido entre os Kanis.

Étnicos misteriosos acreditam

O povo Kani acredita que a planta tem o poder de Deus. Por isso, as pessoas que vão apanhar esta planta têm de ter uma mente pura. O homem que tem a bênção de Deus só pode ver a planta.

2.7 *Andrographis paniculata* Nees.

Família: Acanthaceae

Nome da tribo: Nilaveppu

Parte utilizada: Planta inteira, Folha, Raiz

Utilizações: Icterícia, Malária, Tosse

Descrição: É uma erva erecta com folhas lanceoladas com 3 polegadas de comprimento e 0,75 polegadas de largura. As flores são axilares ou terminais com corola cor-de-rosa, mais escura no lábio inferior. Os lóbulos do cálice são glandulares e pubescentes. Os estames são dois com anteras de duas células. O ovário é também bicelular e o estigma é bífido. O fruto é uma cápsula com doze sementes. É uma planta amarga. Altitude -130m

Floração e frutificação: agosto - abril

Nativo: Índia, Sri Lanka

Preparação e modo de aplicação

(1) Toma-se cerca de 15 ml do sumo da folha e é utilizado como medicamento preventivo da malária. A mesma preparação é também utilizada no tratamento da febre.

(2) Os médicos Kani prescrevem uma pasta de raiz de cerca de 10 g juntamente com sopa de arroz fermentado duas vezes por dia durante 3 dias para curar a iterícia. É também aconselhada para o tratamento de doenças do fígado.

(3) Uma decocção feita com um punhado de folhas de *Andrographis* e Tulsi *(Oscimum sanctum)* em quantidades iguais é prescrita para a tosse.

Dietética e precauções

(1) É estritamente aconselhado evitar bebidas, curcuma e sal da dieta. Alimentos gordos como peixe frito e preparações de coco devem ser evitados no caso de iterícia.

(2) Evitar rigorosamente a água fria, a coalhada, o sumo de lima e a sopa de arroz fermentado para a tosse e a febre.

(3) Evitar bebidas e água fria para a malária.

2.8Apama siliquosa **Lam.**

Família: Aristolochiaceae

Nome da tribo: Kuravan kanda mooli

Parte utilizada: Raiz

Utilizações: Pneumonia, Doenças da pele

Descrição: Encontra-se na floresta sempre verde dos Ghats Ocidentais como uma floresta em crescimento. A planta é um arbusto ereto com casca cinzenta e folhas muito reticuladas, disticuladas, oblongas, lanceoladas ou oblanceoladas. O tamanho das folhas varia entre 9 polegadas de comprimento e 2,5 polegadas de largura. As flores são produzidas em posição axilar. O perianto é pouco companhado e com três lóbulos. A flor contém anteras extorcidas. Ovário inferior, alongado e com quatro células. A coluna estilar é espessa, com 3 estigmas. O fruto é uma cápsula septicida.
Altitude -145m

Floração e frutificação: Durante todo o ano

Nativo: Índia, Sri Lanka

Preparação e modo de aplicação

(1) Colocar um punhado de raízes cortadas numa panela com um litro de água. A boca da panela é fechada com folha de bananeira fresca. Ferver a panela até a decocção diminuir para um terço da quantidade inicial. Beber um copo da decocção de manhã antes do pequeno-almoço e à noite depois do jantar. É prescrito contra a pneumonia durante 9 dias

(2) Prepara-se uma pasta da raiz juntamente com sumo de lima e aplica-se externamente para o tratamento de doenças de pele.

Dietética e precauções

1)) O doente deve evitar a malagueta vermelha, o tamarindo, o coco frito e os alimentos gordos da dieta para a pneumonia.

Étnica misteriosa acredita

O povo Kani mantém-se em silêncio, quando recolhe a raiz para o tratamento.

2) 9 ***Bauhinia purpurea*** **L.**

Família: Leguminosae

Subfamília: Caesalpiniaceae

Nome da tribo: Irunakku

Parte utilizada: Raiz, Casca

Utilizações: Dores no corpo, Reumatismo, Fratura óssea

Descrição: Uma árvore perene de tamanho moderado, frequentemente arbustiva, com folhas grandes. As folhas estão dispostas de forma alternada. As flores são de cor rosa e as pétalas são semelhantes.

O caule tem uma casca cinzenta e madeira castanha escura. Dez estames e o ovário são pedunculados. Altitude -160m

Floração e frutificação: Durante todo o ano

Exótica: Nativa do Sudeste Asiático

Preparação e modo de aplicação

(1) A casca da raiz é untada com a água obtida após a lavagem do arroz e é aplicada nas articulações para o tratamento do reumatismo.

(2) A pasta de casca de caule preparada juntamente com óleo de coco é aplicada externamente para curar fracturas ósseas.

(3) A raiz seca é transformada em pó; cerca de 10 g do pó são misturados com um copo de água (250 ml) e administrados ao paciente que sofre de dores corporais graves

Dietética e precauções

(1) O doente é instruído a tomar banho em água fervida, depois de arrefecer. Os alimentos velhos e os alimentos com sabor acre devem ser evitados na dieta para o reumatismo.

Étnicos misteriosos acreditam

(2) Acreditam que, se contarem aos outros sobre o seu poder de cura, perderão a sua capacidade de cura.

(3) O povo Kani tenta recolher a raiz da planta sem utilizar armas de ferro.

2.10 *Boerhaavia diffusa* L.

Família: Nyctaginaceae

Nome da tribo: Thazhutamai

Parte utilizada: Raízes, folhas, planta inteira

Utilizações: Icterícia, Doenças do fígado, Picada de cobra

Descrição: Erva difusa com raízes robustas e muitos ramos erectos ou procumbentes. As folhas são grossas e dispostas em pares desiguais. As flores e as bractéolas são pequenas. O perianto tem cinco lóbulos e é cor-de-rosa. As anteras são didínamos. O óvulo da flor é ereto e o estigma é peltado. O fruto é muito viscoso, desprendendo-se facilmente e aderindo assim aos panos ou ao pelo dos animais. A planta é muito variável consoante o solo e o clima.

Floração e frutificação: junho - março

Nativo: Índia, Sri Lanka

Preparação e modo de aplicação

(1) Toma-se uma mão-cheia de raiz e faz-se uma decocção juntamente com 100 ml de leite de vaca e água (250 ml). Esta preparação é administrada por via oral durante 3 dias para curar a iterícia.

(2) A pasta de plantas preparada com 7 sementes de pimenta preta é aplicada externamente e a

mesma preparação é administrada internamente contra a mordedura de cobra. Esta aplicação medicinal é prescrita três vezes por dia.

(4) A pasta de folhas juntamente com gengibre (1:1) é dada às crianças que sofrem de doenças do fígado.

Dietética e precauções

(1) É estritamente aconselhado evitar bebidas, curcuma e sal da dieta. Alimentos gordos como peixe frito e preparações de coco devem ser evitados no caso de iterícia.

(2) O doente com mordedura de cobra deve evitar bebidas durante 7 dias

2.11 *Caryota urens* L.

Família: Palmáceas

Nome da tribo: Ulatti

Parte utilizada: Raiz e inflorescência

Utilizações: Icterícia, Úlcera

Descrição: Caule alto, anular e nu ou revestido. As folhas são poucas, muito grandes e bipinadas. Os folíolos têm um comprimento de 4 a 8 polegadas, são obliquamente truncados e serrilhados na margem apical. A inflorescência é uma espádice que tem um comprimento de 3 a 4 metros. As flores são monóicas e ternadas. As flores masculinas têm o tamanho de 0,5 polegadas de comprimento. Na flor masculina, as sépalas são arredondadas e as pétalas são lineares, oblongas e os estames são numerosos. Na flor feminina, o ovário tem 3 células, com um óvulo em cada célula.

Floração e frutificação: Durante todo o ano.

Nativo: Índia, Sri Lanka, Malásia, Nepal, Myanmar

Preparação e modo de aplicação

(1) Esta receita é recomendada pelos médicos Kani para curar a iterícia em estado grave. A raiz da planta é tomada e cortada em pequenos pedaços, colocada num pequeno vaso contendo sumo de coco tenro de uma variedade especial de coco, *Gaurygathra.* Este é exposto à neve no exterior durante uma noite. Este sumo é dado de manhã cedo, antes do pequeno-almoço. A mesma preparação é continuada durante três dias.

(2) Os Kanis prescrevem o sumo da inflorescência (15 ml) para curar a úlcera.

Dietética e precauções

(1) Sal, tamarindo, curcuma e alimentos gordos como a carne e o peixe devem ser evitados (iterícia).

(2) Evitar tamarindo, malagueta, pimenta preta e outros alimentos acre (úlcera)

Étnicos misteriosos acreditam

Os Kanis acreditam que a raiz cultivada na direção norte só é eficaz.

2.12 *Cassia occidentalis* L.

Família: Leguminosae

Subfamília: Caesalpiniaceae

Nome da tribo: Kattuthavarai

Parte utilizada: Folha, raiz

Utilizações: Sarna, Doenças de pele

Descrição: Trata-se de um subarbusto difuso com flores amarelas. Os folíolos são de três a cinco pares e acuminados. O cálice e a corola são em número de cinco e a estivação é imbricada. Os estames são normalmente dez, mas raramente todos são perfeitos. As anteras são deiscentes através dos poros terminais. Os ovários, muitos ovulados, produzem uma vagem achatada. Altitude-13 5m **Floração e frutificação:** Durante todo o ano **Exótica:** Nativa da América tropical

Preparação e modo de aplicação

(1) A decocção é preparada escaldando as folhas de *'Nilaveppu' (A. paniculata)* e *'Neelamari' (I. tinctoria)* juntamente com C. *occidentalis* num litro de água (1:1:3). Esta preparação medicinal é utilizada para o tratamento da sarna. É administrado três vezes por dia durante 3 dias

(2) A raiz da planta, untada com leite de vaca, é aplicada externamente sobre as comichões.

Dietética e precauções

O doente deve seguir os conselhos dos médicos e evitar o tamarindo e a curcuma da dieta (sarna).

Étnicos misteriosos acreditam

A pessoa que faz a decocção deve manter silêncio durante o tempo de preparação. O povo Kani acredita que o som humano irá perturbar o poder curativo da planta.

2.13 *Centella asiatica* (L.) Urban.

Família: Apiaceae

Nome da tribo: Kodavu, Kodangal

Parte utilizada: Folha

Utilizações: Disenteria, Enxaqueca, Doenças urinárias

Descrição: Erva prostrada com enraizamento nos nós. As folhas são orbiculares, crenadas, com nervuras palmadas, profundamente cordadas com um seio angular e pecíolo longo. As estípulas são escariosas. As flores são pequenas, sésseis e com poucas umbelas floridas. O invólucro da bráctea é duplo e pequeno. As pétalas são minúsculas, ovadas, agudas e imbricadas. O fruto é um mericarpo comprimido lateralmente com cinco a nove cristas. Altitude-135m

Floração e frutificação: Durante todo o ano

Nativa: Índia, Sri Lanka, Ásia tropical e subtropical

Preparação e modo de aplicação

(1) Um caril preparado a partir das folhas sem utilizar malagueta é utilizado contra a disenteria. Também é bom para outras doenças intestinais.

(2) O óleo medicinal *(Thylani)* preparado utilizando as folhas de *Centella* em óleo de coco é o melhor remédio para a enxaqueca.

(3) Os médicos Kani prescrevem pasta de folhas com mel para curar problemas urinários. Preparam-se pequenas bolas do tamanho de uma amla e dão-se ao paciente para engolir de manhã e à noite antes de comer.

Dietética e precauções

(1) Alimentos oleosos, malaguetas e outros alimentos acres devem ser evitados da dieta para a disenteria e doenças intestinais.

(2) Tomar banho regularmente com água fria para as enxaquecas.

(3) Beber uma grande quantidade de água. O medicamento Tribe para homens é recomendado como 3 - 5 litros/dia. Manter o corpo do paciente sem perturbações (problemas urinários).

2.14 *Centrosema pubescence* Benth.

Família: Leguminosae

Subfamília: Papilionaceae

Nome da tribo: Yoni pushpam

Parte utilizada: Folha

Utilizações: Antídoto, Lesões internas, Inchaços reumáticos

Descrição: É uma erva perene, trepadora, com forte tendência para enraizar nos nós dos caules em movimento. As folhas são trifoliadas, com folíolos ovados a orbiculares e finamente pubescentes. A inflorescência é um racemo axilar com 3-5 flores lilases a violeta-azuladas, cada flor subtendida por duas bractéolas estriadas. O cálice é campanulado e com 5 dentes. A pétala principal é orbicular, com cerca de 2 cm de diâmetro, asas e quilha muito mais pequenas do que a principal, orientadas para cima. O fruto é uma vagem. Altitude-175m

Floração e frutificação: agosto - janeiro

Exótica: Nativa da América tropical

Preparação e modo de aplicação

(1) As folhas da planta são moídas e o extrato suculento é filtrado. Este é administrado como um antídoto eficaz.

(2) Os inchaços reumáticos e outras inflamações podem ser curados com o óleo extraído das folhas fervidas em óleo de coco.

(3) O extrato filtrado de folhas frescas, misturado com gema de ovo e pó de pimenta preta, é administrado internamente. É bom para curar lesões internas.

(4) O extrato de folhas frescas é também utilizado contra os vermes intestinais.

Dietética e precauções

(l)Evitar rigorosamente bebidas, alimentos gordos, peixe e carne (Antídoto).

(2) Evitar os alimentos de sabor picante da dieta comum; o doente não deve tomar banho em água fria (Reumatismo).

2.15 *Ceropegia spiralis* Wt.

Família: Asclepiadaceae

Nome da tribo: Paraipandam

Parte utilizada: Tubérculo

Utilizações: Sífilis, feridas cancerosas.

Descrição: Uma erva esguia, erecta ou ligeiramente retorcida, com um tubérculo deprimido e folhas semelhantes a erva. As folhas têm geralmente 4-8 polegadas de comprimento, muitas vezes curvadas e torcidas na ponta, opostas num caule delgado que cresce até 1 pé de comprimento. As flores são solitárias. Tubo da corola com a base ligeiramente inflada, depois cilíndrica e os lóbulos delgados contorcidos em espiral. A corola parece ter a base esverdeada por fora, arroxeada por dentro, a boca arroxeada e os lóbulos contorcidos também de cor escura. A flor apresenta o ovário com dois carpelos. O fruto é um folículo muito fino com cerca de 5 cm de comprimento. Altitude - 320m

Floração e frutificação: julho - outubro

Endémica: Índia

Preparação e modo de aplicação

(1) O tubérculo da planta é moído em leite de coco e transformado em pasta e dado ao paciente para o tratamento da sífilis. Este é um tratamento a longo prazo de 1 a 3 meses, dependendo da gravidade da doença. É administrado duas vezes por dia (de manhã e à noite).

(2) Prepara-se uma pasta com curcuma e óleo de coco e aplica-se externamente nas feridas cancerosas.

Dietética e precauções

O paciente é estritamente aconselhado a evitar a relação sexual. Evitar o *muttimeen* (um tipo de peixe de água doce) da dieta regular (Sífilis).

Étnicos misteriosos acreditam

Acreditam que a receita é guardada na mente do médico como um segredo.

2.16 *Chassalia curviflora* Thw.

Família: Rubiaceae

Nome da tribo: Vellamundan

Parte utilizada: Raiz, Casca da raiz

Utilizações: Icterícia, Feridas

Descrição: Encontra-se na floresta sempre verde dos Ghats Ocidentais. Trata-se de um pequeno arbusto. As folhas são opostas e muito variáveis em tamanho e forma, mas geralmente elípticas - lanceoladas ou oblanceoladas com ápice acuminado. As flores são branco-rosadas. O cálice tem 5 sépalas. Tubo da corola alongado, fino e geralmente curvo. Estames 5 inseridos no tubo da corola. Ovário com 2 células e um óvulo em cada célula. Estilete longo com 2 lóbulos estigmáticos. O fruto é um pirénio. Altitude-230m

Floração e frutificação: Durante todo o ano

Nativo: Índia, Sri Lanka

Preparação e modo de aplicação

(1) Limpa-se 200 gm da pasta de raiz preparada após a remoção da pele exterior da raiz e mistura-se 50 gm da pasta com 50 ml de leite de coco. O sumo filtrado é administrado internamente de manhã e à noite durante 3 dias e meio.

(2) A pasta de raízes tenras frescas é aplicada externamente nas feridas.

Dietética e precauções

(1) É perigoso tomar esta preparação exceto sob a supervisão de um médico experiente.

(2) O doente é aconselhado a tomar banho com natação até os olhos ficarem avermelhados.

(3) Evitar os alimentos cozinhados em ghee, óleo, sal e curcuma na dieta. O doente deve manter a dieta e as precauções durante 90 dias.

2.17 *Cryptolepis buchananii* R.Br.ex.Roemer & Schultes.

Família: Apocynaceae

Nome da tribo: Paalvalli

Parte utilizada: Folha, Casca do caule, Raiz

Utilizações: Reumatismo, Febre, Malária

Descrição: Trepadeira grande e muito ramificada, com flores brancas e folhas quase brancas por baixo. As folhas são opostas, as nervuras principais das folhas são numerosas, quase horizontais e paralelas, encontrando-se num anel intra-marginal. A inflorescência é uma cimeira axilar ou terminal com poucas flores e um pedúnculo curto. Os lóbulos da corola têm 2,5 cm de comprimento e 5 pétalas. Os estames são em número de 5 e as anteras estão aderentes ao ápice do estilo. O ovário é duplo e os carpelos são muitos ovulados.

Floração e frutificação: Durante todo o ano

Nativo: Índia, Sri Lanka, Nepal, Myanmar, China, Paquistão

Preparação e modo de aplicação

(1) Prepara-se uma pasta com "*Kattunekku*" *(Leea sambucina* Willd.) em água fria e aplica-se

externamente nas articulações dolorosas do corpo.

(2) Para reduzir a temperatura elevada, a pasta de raiz com óleo de coco (3:1) será aplicada no corpo.

(3) Os kanis utilizam a pasta da casca do caule juntamente com sete folhas de *Leucas aspera* para o tratamento da malária.

Dietética e precauções

(1) Evitar o consumo de frutos como o jaca e a manga. Evitar rigorosamente o sal e o tamarindo da dieta. (2) O doente pode comer folhas *de Moringa* cozidas sem sal e arroz (paludismo).

Étnicos misteriosos acreditam

Os Kanis acreditam que a propagação da malária numa povoação se deve à maldição do seu Deus tribal.

2.18 *Curculigo orchioides* Gaertn.

Família: Amaryllidaceae

Nome tribal: Nilapanai **Parte utilizada:** Raiz **Usos:** Induzir a lactação, Úlcera, Corrimento branco

Descrição: É uma erva sem caule e as raízes alongam-se até um metro de comprimento. As folhas são estreitamente lineares e sésseis. As flores são racemosas, geralmente num escapo muito curto e escondidas entre as bases das folhas subterrâneas. O perianto superior tem cerca de 1 cm de comprimento e eleva-se pouco acima do solo. Estames 6, na base dos segmentos do perianto e os filamentos são filiformes. As anteras são lineares 5 e basifixas, o ovário é inferior e escondido entre as folhas.

Floração e frutificação: Durante todo o ano

Nativo: Índia, Sri Lanka, Nepal, Japão, Malásia, Austrália.

Preparação e modo de aplicação

(1) O povo Kani utiliza as raízes para induzir a lactação. Os tubérculos frescos são colhidos, transformados em pasta e misturados com leite de coco. Esta preparação é administrada internamente para induzir a lactação.

(2) As raízes de sete plantas são colhidas e transformadas em pasta juntamente com o mel de abelha pequena *(Apis florae)* é administrado internamente como um remédio eficaz para a úlcera de estômago. Esta é administrada três vezes por dia durante dez dias.

(3) Pasta de raiz com coalhada (3:1) dada às mulheres para curar o corrimento branco.

Dietética e precauções

Evitar o tamarindo, a malagueta, a pimenta preta e outros alimentos acre para a úlcera.

Étnicos misteriosos acreditam

Kanis recomenda que este medicamento seja preparado apenas pela mãe para um melhor resultado na indução da lactação.

2.19 *Cuscuta reflexa* **Roxb.**

Família: Convolvulaceae

Nome da tribo: Moodillathaali

Parte utilizada: Planta inteira

Utilizações: Icterícia, Difteria

Descrição: Planta parasita robusta, ramificada, amarela e muito entrelaçada, que cresce em árvores e arbustos. Normalmente as folhas estão ausentes. As flores são pequenas e produzidas num pedicelo curto. O cálice e a corola têm cinco sépalas e cinco pétalas, respetivamente. Os estames são tão numerosos como a corola. O ovário da flor tem 4 óvulos e um estilo curto com 2 estigmas. O fruto é uma cápsula ovoide. Altitude-125m

Floração e frutificação: dezembro - janeiro

Nativo: Índia, Sri Lanka, China, Tailândia, Malásia

Preparação e modo de aplicação

(1) É administrado um sumo de plantas preparado em leite de vaca (1:1) juntamente com fruta de *muttippazham* (uma variedade de banana) duas vezes por dia durante 1 semana.

(2) Um sumo de planta fresco (10 ml) preparado em 5 ml de mel é administrado para o tratamento da difteria.

Dietética e precauções

(1) Sal, tamarindo, curcuma e alimentos gordos como a carne e o peixe devem ser evitados (iterícia).

(2) Evitar alimentos frios, requeijão, sopa de arroz fermentado, água fria. Recomenda-se que o doente tome banho em água ligeiramente quente antes do pôr do sol (difteria).

Étnicos misteriosos acreditam

A planta *Cuscuta* é um símbolo do mal para os Kanis. Por isso, quando as plantas são colhidas, eles queimam alguns hinos mágicos para acabar com o efeito maléfico da planta.

2.20 ***Cyclea peltata*** Hook, f .& Thomson

Família: Menispermaceae

Nome da tribo: Pillatalli, Karpavalli kizhangu

Parte utilizada: Tubérculo e folhas

Utilizações: Varicela, Diarreia, Feridas, Sarna

Descrição: É uma erva trepadeira. As folhas são geralmente peltadas. As flores são produzidas em panículas axilares. Contém flores masculinas e femininas. As flores masculinas têm 4-8 sépalas. As anteras têm 4 a 8 células e estão ligadas à borda do disco como o topo da coluna estaminal, rebentando horizontalmente. O cálice feminino é globoso ou largamente companhado, com lóbulos em V_4 do tubo. A flor tem um único ovário com um estilo curto. O fruto é uma drupa. Altitude-135m

Floração e frutificação: Durante todo o ano

Nativo: Índia, Sri Lanka, Malásia

Preparação e modo de aplicação

(1) As folhas são trituradas em água fria; um extrato de mucilagem é filtrado e administrado para curar a diarreia. É administrado duas vezes por dia.

(2) A mucilagem é também aplicada nas feridas para uma cura rápida.

(3) O tubérculo da planta é moído e a pasta é administrada internamente para curar a sarna durante uma semana, duas vezes por dia.

(4) O extrato das folhas é aplicado externamente no corpo de quem sofre de varicela.

Outras utilizações: O extrato da folha é um bom champô natural e previne a caspa.

Dietética e precauções

(1) Beber uma grande quantidade de sumo de arroz. Aconselham-se alimentos de fácil digestão para os doentes com diarreia.

(2) Evitar alimentos oleosos para a sarna.

2.21 *Cynodon dactylon* Pers.

Família: Poaceae

Nome da tribo: Arugampillu

Parte utilizada: Planta inteira, Raiz

Utilizações: Feridas, Anti-diabético, Epilepsia, Lepra

Descrição: É uma erva rasteira perene com caules erectos. A partir dos nós surgem folhas e raízes. As folhas são estreitas e planas. A inflorescência é constituída por duas a oito espigas fasciculadas. As espiguetas são sésseis, imbricadas e com uma só flor. As glumas são duas, finas, agudas e persistentes. As lemas são mais largas do que as glumas superiores, membranosas e em forma de barco. As pálpebras têm duas quilhas. As lodículas são duas e minúsculas. Três estames, o estilo é duplo e livre. Altitude-125m

Floração e frutificação: março - outubro

Nativo: Índia, Sri Lanka

Preparação e modo de aplicação

(1) A planta é arrancada e lavada em água, moída com as mãos e o extrato suculento é aplicado nas feridas.

(2) O extrato bruto de toda a planta é dado ao paciente juntamente com mel para curar a Lepra. Esta medicação é continuada durante três meses para completar a cura da doença.

(3) A planta é seca à sombra, transformada em pó e armazenada misturada com ghee (3:1). Isto é usado para o tratamento a longo prazo da diabetes. Para controlar a diabetes, são engolidas regularmente bolas de pasta do tamanho de um Igm antes do pequeno-almoço.

(4) As raízes frescas da planta são moídas em sumo de coco tenro e são dadas ao paciente imediatamente para a epilepsia.

Dietética e precauções

(1) O doente é estritamente aconselhado a evitar a carne de porco da sua dieta (Lepra).

(2) Tentar controlar os alimentos ricos em amido e açúcar (Diabetes).

2.22 *Desmodium triquetrum* DC.

Família: Leguminosae

Subfamília: Papilionaceae

Nome tribal: Raktha chudamani

Parte utilizada: Folha, raiz

Utilizações: Reumatismo, vermelhidão dos olhos, tosse

Descrição: É um arbusto ereto, com folíolos de até 3 a 4 cm de comprimento e caule tiríceo. Apresenta folíolos solitários com pecíolos alados. A inflorescência é um racemo terminal ou auxiliar. As flores são geralmente pequenas e de cor púrpura. Os estames são monadelfos e o vixilar permanece livre. Altitude -150m

Floração e frutificação: julho - janeiro

Nativas: Índia, Sri Lanka, Butão, Vietname, Myanmar, Tailândia, Malásia

Preparação e modo de aplicação

(1) As folhas da planta são cozinhadas juntamente com arroz para a cura rápida do reumatismo.

(2) O sumo das folhas frescas é aplicado em gotas nos olhos para curar a vermelhidão dos olhos.

(3) O xarope é preparado a partir das raízes juntamente com água, misturado com mel (2:1) e é dado às crianças para curar a tosse e a constipação.

Dietética e precauções

(4) Evitar os alimentos de sabor picante da dieta comum; o doente não deve tomar banho em água fria (Reumatismo)

(5) Não incluir o leite e o requeijão na alimentação das crianças (Tosse e constipação).

Étnicos misteriosos acreditam

Se alguém sofrer de reumatismo durante mais de uma semana sem qualquer alteração, o chefe de família terá de trazer sete folhas frescas antes do nascer do sol e terá de pôr as folhas no fogo à sexta-feira para curar o doente.

2.23 *Elephantopus scaber* L.

Família: Asteraceae

Nome da tribo: Anashovadi, Anachovadi

Parte utilizada: Planta inteira, Raiz

Utilizações: Disenteria, Distúrbios urinários, Gonorreia

Descrição: É uma erva perene de crescimento florestal. As folhas são alternas e a margem da folha é inteira ou dentada. A inflorescência é uma cabeça homogénea de duas a cinco flores. As brácteas das cabeças são cerca de oito, dispostas em duas filas. As corolas são iguais e tubulares. As anteras são auriculares na base. O fruto é um aquénio.

Floração e frutificação: Durante todo o ano

Nativo: Índia, Sri Lanka

Preparação e modo de aplicação

(1) Prepara-se um sumo fresco utilizando uma mão cheia de raízes picadas, moídas em sumo de coco tenro e filtradas. Este sumo é bom para parar a disenteria.

(2) A planta inteira é utilizada para fazer uma decocção com a casca de *Emblica officinalis* e administrada internamente para o tratamento da gonorreia. Esta preparação medicinal é continuada durante três meses. Cerca de 250 ml da decocção são administrados duas vezes por dia (de manhã e à noite).

(3) A pasta de raiz é preparada juntamente com as folhas de *Scoparia dulcis* (3:1) e é consumida regularmente após o jantar para curar problemas urinários.

Dietética e precauções

(1) A relação sexual é estritamente proibida. A carne de coelho bravo deve ser evitada durante o período de tratamento (Gonorreia).

(2) Controlar o consumo de açúcar e sal. Evitar os alimentos com sabor acre e picante da dieta regular (perturbações urinárias).

(3) Beber 1-2 litros de sopa de arroz para curar rapidamente a disenteria.

2.24 *Emilia sonchifolia* DC.

Família: Asteraceae

Nome da tribo: Chiruthevi

Parte utilizada: Planta inteira, Folha

Utilizações: Dor no peito, Amigdalite, Feridas, Tosse

Descrição: É uma erva macia com flores arroxeadas. As folhas são alternas e os caules são suavemente fistulosos, glabros e têm um tamanho até 5 polegadas de comprimento. As folhas basais são pecioladas. A inflorescência é uma pequena cabeça homogénea. A cabeça tem poucas flores, pedúnculos e é frequentemente umbelada. Os pedicelos são longos e finos. Os lóbulos da corola são muito curtos. As bases das anteras são obtusas ou muito finas. Braços estilares curtos com ponta aguda. O fruto é um aquénio. Altitude -120m

Floração e frutificação: Durante todo o ano

Nativo: Índia, Sri Lanka, África

Preparação e modo de aplicação

(1) A planta inteira é transformada numa pasta e administrada internamente para aliviar a dor no peito.

(2) A planta inteira é lavada e esmagada com cebola (1:1) e o sumo é tomado. Este é dado internamente, duas vezes por dia durante dois dias para curar a amigdalite.

(3) A planta é colada sem utilizar água e colocada sobre as feridas. Depois, a ferida é coberta com um pano limpo e é molhada com água em intervalos regulares. Este é o remédio mais fiável para curar feridas prescrito pelos Kanis.

(4) As folhas da planta são misturadas com mel (1:1) e administradas para curar a tosse.

Dietética e precauções

(1) Evitar água fria, requeijão e malagueta (amigdalite)

(2) Evitar rigorosamente a água fria, a coalhada, o sumo de lima e a sopa de arroz fermentado (Tosse).

2.25 *Euphorbia hirta* L.

Família: Euphorbiaceae

Nome da tribo: Chithirapalai

Parte utilizada: Planta inteira, látex

Utilizações: Feridas, doenças de pele, asma, disenteria.

Descrição: É uma planta com pêlos frequentemente amarelados que atinge 2 pés de altura. As folhas são obliquamente elípticas ou lanceoladas e o tamanho varia até 1,5 polegadas de comprimento e 0,5 - 0,75 polegadas de largura. A inflorescência é um cime e uma área capitada. As flores são monóicas, combinadas numa inflorescência de muitos floretes que rodeiam uma flor feminina solitária acompanhada de muitas bractéolas. Anteras com duas células. A flor feminina contém um ovário com três células. Os óvulos são solitários em cada célula. Estilete livre ou conado e o estigma é bífido. Altitude -125m

Floração e frutificação: Durante todo o ano

Nativo: Índia, Sri Lanka

Preparação e modo de aplicação

(1) Arranca-se um galho de uma planta fresca e aplica-se o látex oleoso sobre as erupções cutâneas.

(2) A planta inteira é colada e misturada com mel e é dada ao paciente regularmente para o

tratamento da asma crónica.

(3) As folhas frescas são esmagadas com as mãos e o sumo é aplicado nas feridas. (4) A decocção das folhas é feita fervendo 2 punhados de folhas juntamente com 500 ml de água, e é dada duas vezes por dia (250 ml cada) ao paciente que sofre de disenteria.

Dietética e precaução

O doente é aconselhado a acordar apenas depois do nascer do sol (7 ou 8 da manhã) e também a evitar todas as preparações alimentares frias (Asma).

2.26 *Ficus hispida* L.f

Família: Moraceae

Nome da tribo: Erumakki

Parte utilizada: Fruto, Casca

Utilizações: Lepra, Sarna

Descrição: É comum nas florestas sempre verdes dos Ghats Ocidentais. A planta é uma pequena árvore fraca com entrenós ocos, todas as partes muito híspidas, sem raízes aéreas. A casca é cinzenta e rugosa. Folhas opostas, muito raramente alternas. Ambas as superfícies das folhas são pubescentes e têm um tamanho de até 14 polegadas de comprimento e 6 polegadas de largura. O recetáculo é fasciculado no caule ou nos ramos folhosos. As flores são minúsculas e inseridas nas paredes internas do recetáculo carnudo. Altitude - 130m

Floração e frutificação: Durante todo o ano

Nativo: Índia, Sri Lanka, China

Preparação e modo de aplicação

(1) O pó da casca e do fruto é misturado com toddy diluído extraído da *Ulattippana (Caryota urens)* e é dado ao doente que sofre de lepra.

(2) O fruto fresco da planta é moído e transformado em pasta com óleo de coco, sendo aplicado externamente na pele doente

Dietética e precauções

(1) O doente deve evitar rigorosamente a carne, especialmente a carne de porco selvagem, da sua dieta (Lepra).

Étnicos misteriosos acreditam

Os kanis acreditam que o doente que sofre de lepra pode ter cometido alguma culpa na sua geração antiga. Por isso, é necessário adorar o deus tribal, com certos hinos tântricos para a satisfazer.

2.27 *Gloriosa superba* L.

Família: Liliaceae

Nome da tribo: Karalvaatti

Parte utilizada: Tubérculos de raiz

Utilizações: Picada de cobra, acelerar o parto.

Descrição: A Gloriosa é uma erva trepadeira e cresce até 6 metros de comprimento. A raiz é tuberosa. As folhas são opostas e a ponta passa a funcionar como uma gavinha. As flores são grandes e solitárias, produzidas na posição axilar das folhas. O perianto é peciolado e persistente. A margem do perianto é de contorno ondulado. Os estames são 6 e a flor é hipógina. As anteras são lineares, dorsifixas, versáteis e extrorsas. Ovário com 3 células, com muitos óvulos em cada célula. O fruto é uma cápsula septicida. Altitude-130m

Floração e frutificação: julho - março

Nativo: Índia, Sri Lanka, Combodja, Vietname, Malásia

Preparação e modo de aplicação

(l) Cerca de 25 g de tubérculo são triturados em 100 ml de leite de coco ligeiramente aquecido e bebidos três vezes por dia durante três dias. Dependendo da idade, a dosagem é dada pelo médico.

(2) Os tubérculos são transformados em pasta e esta é aplicada externamente na cabeça da mãe para acelerar o parto.

Dietética e precauções

Evitar rigorosamente o álcool e a água fria durante o período de tratamento (picada de cobra).

Étnica misteriosa acredita

O tubérculo tem uma porção basal e uma distal; os povos tribais acreditam que ambas têm o efeito oposto na aceleração do parto.

2.28 ***Gfycosmispentaphylla* (Retz.)DC.**

Família: Rutaceae

Nome da tribo: Panchi

Parte utilizada: Folha tenra

Utilizações: Raiva, feridas, dores abdominais

Descrição: É geralmente encontrada como um arbusto, ocasionalmente uma pequena árvore. Produz folhas, flores e frutos muito variáveis. Folhas geralmente com 3 a 5 folíolos, mas apenas um não é raro. Os folíolos podem ser grandes ou pequenos. As flores são pequenas e têm 8-10 estames, ovário com 2-5 células. Altitude - 230m

Floração e frutificação: Durante todo o ano

Nativo: Índia, Sri Lanka, China, Myanmar, Austrália

Preparação e modo de aplicação

(1) As folhas da planta são arrancadas, transformadas em pasta e são administradas internamente juntamente com leite de vaca duas vezes por dia (de manhã e à noite) durante cinco dias. Isto é dado

para o tratamento da raiva dentro de três dias após a mordedura do cão raivoso.

(2) A decocção da folha é preparada com *Ocimum sanctum* e é administrada internamente para curar doenças causadas por infecções fúngicas. É administrada duas vezes por dia durante uma semana.

(3) O extrato suculento das folhas é administrado como remédio para as dores abdominais.

Dietética e precauções

Durante o período de tratamento da raiva, é seguida uma dieta muito rigorosa e pesada. O doente não pode tomar banho nem sequer tocar na água. A única comida que pode comer são as folhas de *"Moringa"* cozidas e arroz. Os alimentos salgados, a luz solar e as bebidas afectam perigosamente a vida do doente.

2.29 *Ixora lanceolaria* Colebr.

Família: Rubiaceae

Nome da tribo: Kattumulla

Parte utilizada: Raiz e folha

Utilizações: Enxaqueca, Doenças do fígado, Diabetes

Descrição: Encontra-se principalmente nas colinas de Travancore e Tirunelveli. A planta é um arbusto ereto. As folhas são estreitas e têm estípulas inter peciolares. As flores são brancas e pequenas. Os estames são epipétalos. Ovário com duas células e os óvulos são solitários em cada célula. Altitude-225m

Floração e frutificação: janeiro - julho

Endémica: Índia

Preparação e modo de aplicação

(1) São recolhidas 250g de raízes, lavadas, esmagadas e fervidas com 500 ml de óleo de coco durante 2 horas. Isto pode ser usado diariamente na cabeça para curar enxaquecas e também é bom para o crescimento do cabelo.

(2) As folhas secas são pulverizadas e misturadas com ghee (2:1). Cerca de 1 g desta preparação é administrada de manhã e à noite antes das refeições durante três meses para curar doenças do fígado.

(3) Colher 10 folhas e colocar no chá preto, ferver durante 10 minutos e beber todas as manhãs para controlar a Diabetes.

Dietética e precauções

(l) Evitar rigorosamente todos os tipos de bebidas. Ovos, carne e peixes gordos devem ser evitados da dieta (doenças do fígado).

(2) Tomar banho regularmente com água fria e tentar evitar que a luz do sol incida diretamente sobre a cabeça (enxaqueca).

(3) Evitar o consumo de fruta, mel e arroz. O doente com diabetes necessita de um sono prolongado

de cerca de 7-9 horas.

2.30 *Lantana camara* L.

Família: Verbenaceae

Nome da tribo: Appattu

Parte utilizada: Raiz, Folha

Utilizações: Icterícia, Sarampo, Malária.

Descrição: É um arbusto aromático de folha caduca que atinge uma altura de 2-3 metros. O caule quadrangular é coberto de pêlos cerdosos quando verde, muitas vezes armado também com pequenos espinhos dispersos. As folhas são opostas, simples e pecioladas. As lâminas são ovais, ásperas e peludas, com as margens dentadas. As folhas são fortemente aromáticas. As flores são pequenas, multicoloridas, formando cachos com pedúnculos, densos e de topo plano. A cor das flores num único cacho varia entre o amarelo e o laranja ou vermelho. As corolas são normalmente cor de laranja, mas as plantas encontradas em jardins têm-nas de várias cores. Altitude -130m

Floração e frutificação: Durante todo o ano

Exótica: Nativa da América Tropical e Sub-Tropical

Preparação e modo de aplicação

(1) Quatro raízes são colhidas e moídas em sumo de coco tenro, administradas internamente com o estômago vazio três vezes por dia durante 2 dias para o tratamento da iterícia.

(2) A decocção das folhas é feita em chá preto e é dada ao paciente duas vezes por dia durante 3 dias como medicação para o sarampo.

(3) A decocção das folhas preparada em coco e água é administrada para o tratamento da malária.

Dietética e precauções

(1) O uso de sal, ingredientes ácidos, curcuma, tamarindo e alimentos oleosos são rigorosamente eliminados da dieta. O doente pode utilizar *Pinam puli (Garcinia gummi gutta)* como substituto do tamarindo (sarampo).

(2) Evitar açafrão, peixes gordos e ovos da dieta durante 90 dias (iterícia).

2.31 *Leea sambucina* Willd.

Família: Leeaceae

Nome da tribo: Nekku

Parte utilizada: Folha tenra, Casca

Utilizações: Disenteria sanguínea, Perturbações urinárias.

Descrição: Normalmente um arbusto grande, mas que ocasionalmente se transforma numa pequena árvore até 30 metros de altura. Folhas glabras, frequentemente muito grandes e muito divididas e os folíolos são oblongos ou oblongos elípticos. Pecíolos dilatados na base em estípulas de bainha. As flores são pequenas, de cor branca ou branca esverdeada. O cálice tem forma de taça e 5 lóbulos. Pétalas 5 e aderentes ao tubo estaminal. Estames 5 e as anteras são introrcidas. Ovário inserido na base do disco e com 3 células. Estilete curto e estigma pouco espesso. O fruto é uma baga. Altitude-155m

Floração e frutificação: Durante todo o ano

Nativo: Índia, Sri Lanka, Myanmar, Bangladesh, Camboja, Malásia, Vietname

Preparação e modo de aplicação

(1) As folhas tenras são utilizadas para o tratamento da disenteria sanguínea. O sumo que é extraído da folha é misturado com leite de coco e administrado oralmente três vezes por dia durante três dias.

(2) A casca picada da planta é utilizada para fazer uma decocção por fervura juntamente com água e é administrada internamente para curar problemas urinários.

Dietética e precauções

(1) Evitar os alimentos ácidos, incluindo o sumo de lima, o tamarindo, a malagueta, a pimenta e outras especiarias. Beber sopa de arroz salgado e sumo de coco tenro para a disenteria sanguínea.
(2) Beber uma grande quantidade de água. Os curandeiros da tribo recomendam 3-5 litros/dia (problemas urinários).

2,32 *Mangifera indica* L.

Família: Anacardiaceae

Nome da tribo: Mala maavu

Parte utilizada: Casca, Folha, Fruto

Utilizações: Icterícia, Feridas, Peste

Descrição: Árvore de folha persistente. As folhas são simples, alternas, inteiras e pecioladas. Os folíolos têm nervos paralelos que se encontram num nervo intra marginal. As flores são pequenas, poligâmicas e produzidas numa panícula terminal. A flor é constituída por quatro ou cinco cálices caducos e quatro ou cinco pétalas. Os estames são 5-10 e o ovário é unicelular. O fruto é uma drupa carnuda. Altitude-180m

Floração e frutificação: dezembro - junho

Nativo: Índia, Sri Lanka, Myanmar, Tailândia, Camboja, Malásia, Vietname

Preparação e modo de aplicação

(1) O sumo da casca é extraído e misturado com uma pequena quantidade de cal (10:1) e administrado três vezes por dia ao paciente que sofre de iterícia.

(2) As folhas são esmagadas com as mãos e aplicadas diretamente sobre as feridas.

(3) A fruta fresca não amadurecida é esmagada e o sumo é extraído juntamente com o sumo de açúcar de cana e é tomado internamente para diminuir a doença, Peste até um certo limite.

Dietética e precauções

(1) O sal, o tamarindo, a curcuma e os alimentos gordos, como a carne e o peixe, devem ser evitados.

(2) Os curandeiros da tribo aconselham o doente a evitar o licor durante 120 dias (iterícia).

Étnica misteriosa acredita

Os kanis têm uma forte crença no seu deus tribal. Temem que, sempre que a peste se espalha numa povoação, seja a maldição do seu deus.

2.33 *Me las to ma malahathricum* L.

Família: Melastomaceae

Nome da tribo: Kadali

Parte utilizada: Rebento tenro, Raiz

Utilizações: Icterícia, feridas de varíola, disenteria

Descrição: É um arbusto ereto e cerdoso. As folhas são pecioladas, inteiras e dispostas de forma oposta. As flores são pentâmeras, vistosas e formadas terminalmente. Os estames são geralmente dez. O ovário ovoide é mais ou menos aderente ao tubo do cálice. O fruto é uma cápsula macia, irregularmente deiscente, semelhante a uma baga. Altitude-135m

Floração e frutificação: Durante todo o ano

Nativo: Índia, Sri Lanka, Sudeste Asiático

Preparação e modo de aplicação

(1) O sumo do rebento tenro misturado com leite de vaca fresco (1:1) é prescrito três vezes por dia para ser dado de estômago vazio durante 2 dias para curar a iterícia.

(2) A pasta da raiz é preparada com mel e aplicada externamente para curar as feridas formadas pela varíola.

(3) O pó seco da raiz, cerca de 5 gm, é dado às crianças para tratar a disenteria.

Dietética e precauções

Sal, tamarindo, curcuma e alimentos gordos, como carne e peixe, devem ser evitados durante 90 dias. O doente também é aconselhado a evitar o consumo de um fruto da árvore *'Aathi' {Annona muricata}* para esta prescrição específica (iterícia).

Étnica misteriosa acredita

Colocam-se 2 a 3 pedaços de raiz com cerca de 5 cm de comprimento debaixo das camas das crianças como agente para repelir o medo.

2.34 *Mimosa pudica* L.

Família: Leguminosae

Subfamília: Mimosaceae

Nome da tribo: Thottavadi

Parte utilizada: Planta inteira, Folha

Utilizações: Feridas, Diabetes, Estimulante do sono, Pedra nos rins

Descrição: Arbusto subarbustivo difuso com folhas muito sensíveis. As folhas são pinadas, com 1 a 2 pares dispostos digitalmente. As estípulas são pequenas, as flores poligâmicas solitárias nascem nas axilas das folhas. Os estames são numerosos como as pétalas. O ovário tem muitos óvulos e o estilo é filiforme com um estigma minúsculo. O fruto é uma vagem com 1 polegada de comprimento e 0,3 polegada de largura. Altitude - 120m

Floração e frutificação: Durante todo o ano

Exótica: Nativa da América Tropical

Preparação e modo de aplicação

(1) As folhas da planta são recolhidas, mastigadas e colocadas sobre as feridas para uma cura rápida.

(2) A planta inteira é recolhida e moída em coalhada de leite de vaca (5 gm em 100 ml) e é administrada regularmente de manhã como um medicamento eficaz para o tratamento de controlo da diabetes.

(3) Uma pasta da planta é preparada com mel de abelha e transformada numa pequena bola com um tamanho de 2gm. Mistura-se com um copo de leite arrefecido e bebe-se antes de dormir. O uso regular deste medicamento proporciona um sono profundo.

(4) A decocção de toda a planta é administrada para derreter o cálculo renal.

Dietética e precauções

O doente é autorizado a consumir os frutos regularmente e o açúcar será controlado. Apesar de ser a medida de controlo mais eficaz da diabetes prescrita por Kanis, não existe uma dietética especial.

2.35 *Mollugo pentaphylla* L.

Família: Aizoaceae

Nome da tribo: Chillipacha, Arikuchari

Parte utilizada: Planta inteira

Utilizações: Doenças de pele, doenças cardíacas, paralisia, febre tifoide

Descrição: Uma pequena erva esguia e glabra, muito ramificada desde a base. As folhas são linear-lanceoladas a obovadas e estão dispostas de forma alternada ou falsamente espiraladas. O caule é fraco e quadrangular. As flores são pequenas e de cor branca esverdeada. A flor contém cinco sépalas, mas as pétalas estão ausentes. Tem três estames e um ovário livre de três células, com muitos óvulos em cada célula. O fruto é uma cápsula loculicida. Altitude-130m **Floração e frutificação:** abril - dezembro

Nativo: Índia, Sri Lanka, Malásia

Preparação e modo de aplicação

(1) Uma decocção é feita usando toda a planta juntamente com 10 pimentas pretas e é administrada internamente para curar doenças de pele. A administração é efectuada durante 15 dias, duas vezes por dia.

(2) O sumo fresco extraído das plantas é administrado como um primeiro socorro para as doenças cardíacas. Actua também como anti-coagulante.

(3) É um remédio de um só medicamento para a paralisia prescrito pelos kanis. As plantas frescas são recolhidas e é extraído um sumo sem utilizar água. O sumo filtrado de cerca de 25 ml é dado ao paciente quatro vezes por dia durante 15 dias.

(4) Uma pasta da planta é preparada em mel e é administrada três vezes por dia durante 7 dias para recuperar da febre tifoide.

Dietética e precauções

O doente deve seguir rigorosamente a dieta aconselhada pelo médico. Evita-se o sal, o tamarindo e os alimentos ácidos. A carne que é perigosa para a vida do doente é estritamente proibida da dieta (febre tifoide).

2.36 *Musa paradisiaca* Linn.

Família: Musaceae

Nome local: Vazhai

Parte utilizada: Pecíolo

Utilizações: Contra mordedura de cobra, Pedra nos rins, Distúrbios urinários, Feridas

Descrição

É uma erva perene, cujo caule é um rizoma subterrâneo. Do rizoma surgem muitas folhas. As bainhas das folhas enrolam-se umas nas outras e formam o caule aéreo. As folhas são simples, pecioladas, estipuladas, alternas. A margem da folha é inteira e com venação paralela. As raízes são adventícias. A inflorescência é uma espádice. A flor é séssil. As flores de Musa são poligâmicas, e cinco delas estão fundidas para formar um tubo, o livre é modificado como labelo que armazena o néctar. Os estames são em número de cinco. O pistilo é tricarpelar e sincarpado. O ovário é interior. O fruto é uma baga **Distribuição:** Em toda a Índia

Preparação e modo de aplicação

(l) As tribos Kani estão a utilizar o extrato do caule aéreo de *Musa paradisiaca* como um medicamento de primeiros socorros contra o veneno de cobra. Acreditam que este medicamento impedirá a propagação do veneno no corpo do paciente.

(2) O caule aéreo fresco é triturado e separa-se o extrato suculento. Este é dado ao paciente por via oral logo após a mordedura da cobra.

(3) O sumo do pecíolo é útil para prevenir hemorragias causadas por feridas.

(4) O sumo do pecíolo e o pecíolo cozido são úteis para curar pedras nos rins e perturbações urinárias.

Dietética e precauções

Não existem instruções especiais

2.37 *Mussaenda hirsutissitna* Hook.f.

Família: Rubiaceae

Nome da tribo: Vellarotti

Parte utilizada: Rebento jovem, Casca

Utilizações: Cancro da boca, Lepra

Descrição: Arbusto trepador de grande porte, com flores alaranjadas e folhas caliciformes brancas. As folhas são estipuladas e opostas. O tubo do cálice é oblongo e tem 5 lóbulos. Tubo da corola com mais de 1 polegada de comprimento, o limbo com 0,7 - 0,9 polegada de largura. Estípulas de 0,3 a 0,4 polegadas de comprimento. Estames cinco, localizados na garganta do tubo da corola. Os filamentos são curtos e a zona das anteras é linear. Ovário com 2 células e numerosos óvulos no ovário. Estilete filiforme, estigma 2 e linear. O fruto é uma baga carnuda. Altitude -160m

Floração e frutificação: abril - junho

Nativo: Índia, Java

Preparação e modo de aplicação

(1) Os rebentos tenros com folhas são recolhidos e cortados em pedaços pequenos e misturados com coco raspado e torrados numa panela até a cor ficar preta. Depois a mistura é bem moída e aplicada nas feridas cancerosas e nos tumores da boca.

(2) A casca do caule é moída para fazer uma pasta juntamente com mel e misturada com orvalho recolhido das folhas de uma erva, *"Anegam pillu" (Cynodon dactylori)*, de manhã. O preparado é administrado ao doente regularmente, todas as manhãs, durante três meses, para curar a lepra.

Dietética e precauções

Todos os tipos de carne, especialmente a de porco, devem ser evitados. Para além destes, o doente é também aconselhado a evitar peixes gordos, coco, ervilha e ovos (lepra).

2.38 *Naravelia zeylanica* (L.)DC.

Família: Ranunculaceae

Nome da tribo: Akramkolli

Parte utilizada: Folha tenra, Raiz

Utilizações: Enxaqueca, Dor de ouvido, Aborto, Feridas

Descrição: É um arbusto trepador. As folhas são trifolioladas e o folíolo terminal geralmente transformado em gavinha. As inflorescências são axilares ou em panículas terminais. Normalmente, as flores têm quatro a cinco sépalas e seis a doze pétalas. Os estames são numerosos. A flor produz frutos, aquénios lineares com um estilo piloso longo e retorcido. Altitude-265m

Floração e frutificação: agosto - abril

Nativo: Índia, Sri Lanka, Malásia, Nepal

Preparação e modo de aplicação

(1) As folhas jovens são recolhidas e moídas sem utilizar água e o sumo é filtrado. Mistura-se 50 ml de sumo com 100 ml de óleo de coco e ferve-se até reduzir para 100 ml. Este óleo é muito eficaz para as enxaquecas.

(2) Prepara-se um sumo das folhas tenras sem utilizar água e filtra-se com um pano limpo. Este sumo é ligeiramente aquecido e deixado cair no ouvido dorido.

(3) As folhas jovens são mastigadas com a medula do bambu e colocadas sobre a ferida.

(4) Recolhem-se quatro raízes frescas e colam-se no leite. Este é aplicado internamente para provocar o aborto até aos três meses de gravidez.

Étnicos misteriosos acreditam

Os Kanis recolhem sempre as quatro raízes de quatro plantas para as utilizarem para provocar o aborto.

2.39 *Piper longum* L.

Família: Piperaceae

Nome da tribo: Kodithuva

Parte utilizada: Folha, fruto

Utilizações: Tosse, Pedra nos rins, Doenças do fígado

Descrição: Encontra-se nos Ghats Ocidentais de Malabar e Travancore. Trata-se de um arbusto baixo e delgado. Os ramos são erectos e subscandentes. As folhas são alternadas e as flores são minúsculas, ocorrendo em espigas semelhantes a catquins. O perianto está ausente e o ovário é unicelular. O fruto é uma baga e torna-se vermelho quando maduro. Altitude-155m **Floração e frutificação:** julho - março **Nativa:** Índia, Sri Lanka, Malásia

Preparação e modo de aplicação

(1) As folhas secas são pulverizadas juntamente com pimenta preta e faz-se uma decocção em chá preto. Esta é administrada internamente durante uma semana para curar a tosse.

(2) As folhas frescas são moídas juntamente com as folhas de *'Leucas aspera'* e misturadas com sumo de coco tenro. Esta mistura é administrada internamente duas vezes por dia durante 10 dias para curar o cálculo renal.

(3) 15 frutos secos, em pó e misturados com ghee são administrados de manhã cedo para o tratamento de doenças do fígado.

Dietética e precauções

(1) Evitar água fria, leite, coalhada, sumo de lima e sopa de arroz fermentado (Tosse).

(2) Sal, tamarindo, curcuma e alimentos gordos como a carne e o peixe devem ser evitados (pedra nos rins).

(3) Todas as bebidas, alimentos ácidos e curcuma devem ser evitados. O doente não pode comer tapioca no caso de doenças do fígado.

2.40 *Streblus asper* Lour.

Família: Moraceae

Nome da tribo: Praki

Parte utilizada: Casca, Folha

Utilizações: Elefantíase, feridas, sarna, psoríase.

Descrição: É uma pequena árvore ou arbusto com sumo leitoso. As folhas são alternas, pequenas e em forma de cunha. As folhas ásperas são utilizadas para polir marfim e madeira. A casca é cinzenta clara. As flores são dióicas. Os estames são cinco e o ovário é reto. A flor produz um fruto sub-globoso. Altitude-260m

Floração e frutificação: janeiro - outubro

Nativo: Índia, Sri Lanka, China, Myanmar, Malásia, Tailândia

Preparação e modo de aplicação

(1) Cerca de 10g de casca do caule colada com mel e dada ao paciente à noite durante 30 dias para curar a Elefantíase.

(2) As folhas são moídas e transformadas numa pasta em leite que é aplicada externamente nas feridas.

(3) São recolhidas cerca de 10 g de folhas, fervidas em 100 ml de óleo de Neem e aplicadas externamente com um ligeiro calor para curar a sarna.

(4) Uma pasta da casca do caule e das folhas é preparada em mel e água (3: 2: 1:1) e é administrada por via oral para tratar a psoríase.

Dietética e precauções

(1) Sal, tamarindo e alimentos gordos como a carne e o peixe devem ser evitados (psoríase).

(2) O doente deve seguir os conselhos dos médicos e evitar peixe e carne da sua dieta (sarna). Não tocar na água durante os primeiros 9 dias do período de tratamento (Elefantíase).

2.41 *Wrightia tinctoria* R.Br.

Família: Apocynaceae

Nome da tribo: Kandhakapalai

Parte utilizada: Folhas

Utilizações: Sarna, dor de dentes, bolhas

Descrição: É uma pequena árvore de folha caduca com ramos delgados. As folhas são variáveis, acuminadas e dispostas de forma oposta. A planta tem uma madeira branca com uma casca lisa e clara. As folhas também dão uma coloração azul. As flores são pequenas e brancas. O cálice contém cinco sépalas. Os estames estão aderentes ao estigma. A flor é constituída por dois ovários e o fruto é um mericarpo folicular de duas células. Altitude-250m

Floração e frutificação: Durante todo o ano

Nativo: Índia, Sri Lanka, Myanmar, Timor

Preparação e modo de aplicação

(1) Pegar em sete folhas da planta e colocá-las num vaso contendo óleo de coco e expô-las à luz do sol sem serem perturbadas até o óleo adquirir uma cor azul. Este óleo é aplicado nas feridas da sarna com uma pena. Esta medicação é continuada durante 7 dias.

(2) Pega-se em duas folhas maduras e mastiga-se durante 10 minutos. O sumo é cuspido. É prescrito para diminuir a dor de dentes.

(3) As folhas são coladas com curcuma e aplicadas sobre as bolhas.

Dietética e precauções

O doente é aconselhado a tomar banho em água ligeiramente quente regularmente 2 vezes por dia. Evitar alimentos oleosos e ovo da dieta (sarna).

Étnicos misteriosos acreditam

Os kanis acreditam que a planta tem algum poder mágico, uma vez que produz um corante azul. Utilizam-na em certas cerimónias tântricas.

GLOSSÁRIO

Aquénio: Pequeno fruto duro, seco e indeiscente, com uma só semente, em que a parede do ovário está livre. **Alternada:** Uma folha num nó e disposta de forma a que uma linha traçada no caule através das bases das folhas siga um curso em espiral pelo caule acima.

Aurícula: Uma parte ou apêndice em forma de orelha, como a projeção na base de algumas folhas e pétalas.

Eixo: Ângulo superior que um pecíolo ou pedúnculo faz com o caule que o suporta.

Axilar: Numa axila.

Baga: Fruto polposo indeiscente, com poucas ou muitas sementes, tecnicamente o fruto polposo resultante de um único pistilo.

Lâmina: A parte expandida de uma folha ou pétala.

Bracteole: Uma bráctea secundária; uma bractéola.

Bractéolas: Bráctea que se apresenta num eixo secundário, como no pedicelo ou mesmo no pecíolo; bractéola.

Pêlos cerdosos: Com pêlos rígidos e fortes ou cerdas mais largas do que as gengivas superiores, membranosas e em forma de barco.

Arbusto: Arbusto baixo e espesso, sem tronco distinto.

Cálice: O verticilo exterior do invólucro floral constituído pelas sépalas, que podem ser distintas ou estar ligadas numa única estrutura, por vezes petalóides como numa única estrutura, por vezes petalóides como em algumas flores ranunculáceas.

Cápsula: Fruto seco resultante da maturação de um ovário composto, que se abre na maturidade por uma ou mais linhas de deiscência.

Carpelo: Unidade foliar geralmente portadora de óvulos de um ovário simples 2 ou mais combinados por conação na origem ou desenvolvimento de um ovário composto uma fêmea ou megasporofila de uma flor de angiosperma.

Catkin: Inflorescência de címulos em forma de espiga ou de espiga, geralmente flexuosa, proeminente em salgueiros, bétulas e carvalhos.

Composto: Uma folha composta em folhetos.

Cordado: Em forma de coração com o entalhe basal.

Corola: Círculo interior ou segundo verticilo do invólucro floral; se as partes estão separadas, são pétalas e a corola diz-se polipétala; se não estão separadas, são dentes, lóbulos, a divisão é indiferenciada e a corola diz-se gamopétala ou simpétala.

Rastejante: Um rebento rasteiro que tem as raízes ao longo da maior parte do seu comprimento.

Crenado: De forma ligeiramente arredondada ou obtusamente dentada.

Caule: O caule das gramíneas e dos bambus, geralmente oco, exceto nos nós inchados.

Distichous: Duas fileiras com folhas, folíolos ou flores em lados opostos de um caule e no mesmo plano.

Dorsifixas: Presas pela parte posterior, frequentemente mas não necessariamente versáteis como as anteras em *Lilium.*

Elíptica: De contorno oval, estreitando-se até às extremidades arredondadas e sendo mais largo no meio ou próximo do meio.

Fasciculado: Quando várias raízes tuberosas ocorrem num cacho ou fascículo.

Fistular: Um caule com um interior oco a partir da semente.

Glabro: Liso, desprovido de pubescência ou de pêlos de qualquer forma.

Peludo: Coberto de pêlos.

Cabeça: Espiga curta e densa; capitulum.

Erva: Qualquer planta não lenhosa sem partes aéreas persistentes. Plantas que morrem naturalmente no solo, sem caule persistente acima do solo, sem estrutura lenhosa firme definida.

Híspido: Dotado de pêlos rígidos ou cerdosos.

Imbricado: Sobreposto como as telhas de um telhado.

Inferior: Quando o ovário nasce abaixo da inserção de todos os outros invólucros florais e adnato a eles.

Inflorescência: Modo de produção de flores tecnicamente menos correto, mas muito mais comum no sentido de um cacho de flores.

Entrenó: A parte de um eixo entre 2 nós.

Involucro: Uma ou mais espirais de pequenas folhas ou brácteas que se encontram por baixo de uma flor ou de um ramo de flores.

Com quilha: Com uma forma de crista como o fundo de um barco.

Lanceolada: Em forma de lança, muito mais comprida do que larga, alargando-se acima da base e afinando para o ápice.

Folheto: Uma parte de uma folha composta folha secundária.

Lema: Nas gramíneas, a gluma florida, a mais baixa das duas brácteas, envolve imediatamente a flor.

Lobado: Com lóbulos que se estendem até perto do meio.

Lodículas: Uma das duas ou três partes minúsculas do perianto de uma flor de gramínea.

Monadelfo: Estames unidos num só grupo pela conformação dos seus filamentos.

Nó: Um ponto num caule onde as folhas ou ramos estão ligados.

Oblanceolado: O inverso de lanceolado, com o bordo da folha no terço distal do que no meio e afinando em direção à base.

Oblíqua: Com um lado da base maior do que o outro.

Oblonga: Mais comprido do que largo, com as margens quase paralelas.

Oposto: Duas folhas de um nó em lados opostos.

Orbicular: Circular ou em forma de disco.

Ovário: Óvulo que contém parte de um pistilo.

Óvulo: A unidade que contém o óvulo do ovário, o corpo que após a fertilização se torna a semente.

Palea: A mais interna e geralmente mais pequena das duas brácteas escamosas que se encontram imediatamente a seguir à flor da erva numa espigueta.

Palmada: Digitado lobado ou dividido de modo a que os seios apontem para o ápice do pecíolo.
Pedicelo: Pedúnculo da flor em cacho.

Pedúnculo: Pedúnculo de um cacho de flores ou de uma flor solitária quando essa flor é o membro restante de uma inflorescência.

Peltado: Com o pecíolo ligado à face inferior e não à margem.

Perene: Duração de 3 ou mais estações.

Perianto: Os dois invólucros florais considerados em conjunto, um termo coletivo para a corola e o cálice; perigone.

Pétalas: Uma unidade do invólucro floral interior ou corola de uma flor polipétala, geralmente colorida e mais ou menos vistosa.

Petiolada: Uma folha com caule.

Pecíolo: Talo da folha.

Pinado: Pluma formada com os folíolos de uma folha composta colocados de cada lado da ráquis.

Procumbente: De rastos ou deitado, mas sem enraizar

Prostrado: Um termo geral para designar a posição deitada no chão.

Pubescente: Coberto de pêlos curtos e macios; penugento.

Racemo: Inflorescência simples, alongada, indeterminada, com flores pedunculadas.

Recetáculo: Toro a extremidade mais ou menos alargada ou alongada do eixo da flor em que se apoiam algumas ou todo o eixo da flor em que se apoiam algumas ou todas as partes da flor.

Reticulado: Os veios estão distribuídos irregularmente formando uma rede.

Rizoma: Uma raiz de um caule subterrâneo horizontal com folhas semelhantes a escamas.

Sépala: Uma das partes separadas do cálice, geralmente verde e foliácea.

Serrilhado: Com dentes afiados a apontar para a frente.

Simples: Uma folha com uma lâmina com segmentação incompleta.

Solitária: Flor que nasce isoladamente.

Espádice: Espiga espessa ou carnuda rodeada ou subtendida por uma espata.

Espata: Uma única bráctea grande, frequentemente vistosa, que envolve ou subtende uma inflorescência, que é geralmente uma espádice.

Espiga: Inflorescência indeterminada de flores sésseis ou sub-sésseis.

Espigueta: Unidade secundária da espiga de uma inflorescência composta de gramíneas, constituída por flores e brácteas adjacentes.

Estigma: A parte de um carpelo que recebe o pólen.

Estípula: Um par de apêndices na base de um folíolo de uma folha composta.

Estilete: Parte mais ou menos alongada do pistilo entre o ovário e o estigma.

Gavinha: Processo ou extensão em forma de fio que gira ou se torce, pelo qual uma planta se agarra.

Terminal: Na ponta, na extremidade apical ou distal.

Tomentoso: Com tomento densamente lanoso ou pubescente, com aspeto de lã macia emaranhada.

Árvore: Planta lenhosa que produz um tronco principal e uma cabeça mais ou menos distinta e elevada

Triquetrous: Três ângulos em secção transversal.

Truncado: Com a aparência de cortado na extremidade, com a base ou o ápice quase totalmente reto.

Tuberoso: que tem ou produz tubérculos.

Umbelada: Umbelada com umbelas, pertencente a umbelas.

Utrículo: Uma pequena bexiga, mais comummente um fruto com uma semente, geralmente indeiscente, como no amaranto.

Venação: Disposição ou disposição das veias.

Versátil: Pendurado ou preso perto do meio e, normalmente, movimenta-se livremente.

Vexilar: Uma estivação quando há cinco pétalas das quais a posterior é a maior e quase cobre as duas pétalas laterais e estas, por sua vez, quase se sobrepõem às duas pétalas anteriores ou mais pequenas.

Viscid: Pegajoso ou com viscosidade apreciável.

Asas: Uma expansão fina, seca ou membranosa, ou um prolongamento ou apêndice plano de um órgão; também as pétalas laterais de uma flor papilionácea.

Lenhosa: Vivente durante o inverno e de textura dura; arborescente.

ÍNDICE

FSC
www.fsc.org
MIX
Papier aus verantwortungsvollen Quellen
Paper from responsible sources
FSC® C105338

Printed by Books on Demand GmbH, Norderstedt / Germany